〜しなやかに生きるためのマインドフルネス〜

自分を休ませる練習

東京大学名誉教授
矢作直樹

文響社

はじめに――最近、ゆっくり休めていますか

医師として、長年患者さんを診《み》てきた中で釈然としないものを感じていました。

病気になって病院にやってきた患者さんを治療しても、不健康で、無理ばかりする生活を続けていれば、またどこかからだを悪くして、病院にやってきます。

医師の仕事なのですから当たり前と言えば当たり前なのですが、対症療法によってでしか患者さんを助けられないことに、ある種の限界を感じていました。

今の時代、老いも若きもストレスに悩む方は多いと思いますが、からだと心に無理をさせてしまう生活が当たり前になっている方がたくさんいらっしゃるようです。

過労死や自殺まではいかないとしても、つい頑張りすぎてしまうことがくせになっている……、心当たりがある方は多いのではないでしょうか。

疲れが大きな問題になるとともに、癒《いや》しやストレス解消の方法に人々の関心が集まるのも当たり前の現象でしょう。そのひとつとして最近は、「マインドフルネス」という言葉をよく耳にします。マインドフルネスは、からだと心を休ませてあげる方法として、誰でもどこでもできることです。

マインドフルネスと聞くと、「瞑想《めいそう》」を思い浮かべる方が多いのでしょうか。瞑想と言うと、山で滝に打たれながら、もしくはお寺で座禅を組んですることなんて思われる方もいらっしゃるかもしれません。

しかし本来マインドフルネスとは、何かの行為を指すのではなく「今この瞬間」に気づいている状態を言います。

歩いているとき、家事をしているとき、どんなときでも、日常生活の動作ひとつひとつに心を込めて、今に意識を集中させる、それこそがマインドフルネスの状態であり、心とからだがリラックスできている状態なのです。

私自身、特別なことは何も行っていませんｓ。昔から気功をやっていますので、呼吸に対して意識を向けることは多いですが、とくに瞑想の時間をつくることもありません。

私がこの「マインドフルネス」という言葉を知ったのはここ数年のことですが、「今ここ」に意識を集中させることは、ずっと昔から日本人がやってきていたことだと思いました。

神道に「中今《なかいま》」という言葉があります。

今を生き切ることこそ大切という意味を持つ言葉ですが、マインドフルネスは中今そのものであり、私たちは古来、マインドフルネスを知っているのです。

今、マインドフルネスという言葉が少なからずブームとなっているのは、日本人が当たり前に知っていた感覚を、「取り戻す」時期に来ているからではないかと感じます。**マインドフルネスとは新しいことでも何でもなく、「本来の自分を取り戻す」ということなのです。**

人は毎日の慌《あわ》ただしい生活の中で、どこか自分をギュッと抑制し、本当の自分をひた隠しにしながら生きています。周囲の評価も気にしがちです。

私たちはさまざまな理由で、少しずつ、自分の希望、願望を、いつかどこかで忘れてきたのではないでしょうか。

ありのままの自分を出せず、悩み、苦しんできたのではないでしょうか。

そんな状態が続くと、自分が疲れていることにも気づけなくなります。無理を続けると、心身に不調が出てきて病気になります。

だからまず、自分の心身を解放すること。これが先決です。

そしてこの解放が、本来の自分を取り戻すことへとつながります。


我が家ではいただいた胡蝶蘭《こちょうらん》を育てていますが、植物を育てることは、自然の持つ創造性の素晴らしさや、調和しようとする力に気づく絶好の機会です。

植物は正直です。彼らはお天道《てんとう》さまの方向にグッと伸びようとします。

まさに、ありのまま。

そんな生き方を私たちがどう取り戻せばいいのか？　本書では誰でもいつでもすぐできる方法を提案します。

第1章でやわらかな心、第2章ですこやかなからだ、第3章でほどよい暮らし、第4章でありのままの感覚、第5章で自然の中の自分、第6章で「今」に意識を取り戻すためのヒントを紹介しています。ひとつも難しいことや、特別な方法はありません。

日々の暮らしの中でご自分の心とからだを大切にする、休ませてあげるという気持ちでいられればきっと、これからの人生を軽やかに生きていかれるでしょう。

最後まで無理はせず、どうぞゆったりとお付き合いください。

二〇一七年九月

矢作直樹

目次

第2章
すこやかなからだを取り戻す

第3章 ほどよい暮らしを取り戻す

第4章

ありのままの感覚を取り戻す

第5章 自然の中の自分を取り戻す

第6章
「今」に意識を取り戻す

謝辞

この本を出版するにあたり、せちひろし事務所の瀬知洋司さん、友人の赤尾由美さんにたいへんお世話になりました。

ここに深謝いたします。

第1章
やわらかな心を取り戻す

「頑張りすぎる人」は「いいかげん」になる

職場でも家庭でも、頑張る人は尊敬され、重宝されます。

何かに取り組んでいる姿は、私たちの大半が「いいな」と感じるものであり、自分も夢中になれるものをと願い、探します。

でも、頑張る人って結構な割合で「頑張りすぎる人」化してしまう。

これもまた事実です。

たぶん、良い意味での「いいかげんさ」が不足しているのでしょう。

もっとやわらかい考え、やわらかい態度でいられれば、「こうすべき」とか「こうしなくちゃいけない」という頑《かたく》なな態度にはなりません。すると自然に、それまでのように頑張りすぎることがなくなります。

こうすべきと考える人はまじめな人ですから、頭から否定はしませんが、しかしそれは自分にとどまらず、次第に他人にも同じように強《し》いるようになります。

そこが厄介《やっかい》なのです。人は皆、違う価値観で生きています。

イメージしてみてください。

「頑張るとここまでやれる、もっと頑張るとあそこまでやれるかも。でもたぶん、心やからだに負担がかかる。そこまで頑張っても、実はたいしたことじゃない。それに頑張りすぎると病気になる」

からだを壊してまでやるべきことなど、この世にはありません。

それを忘れたくないものです。

頑張りすぎて、
自分のからだを、
周りの誰かを、
苦しめていませんか。

仕事中でも、「いつでもリラックス」を目指す

リラックスしている、緊張せずにゆるまっている状態は、休憩のときだけのものではありません。それは思い込み。

休憩のときだけリラックスできる、という意識を外してください。

仕事や家事をしながらでも、人はいつでもリラックスできます。

では、どうすればいいのか？

私が「はじめに」で述べた「中今を意識する」ということを思い出してください。

「今の連続が未来」

「今を楽しむことで未来が楽しくなる」

「今こそ自分が生きているすべて」

この言葉を自分に言い聞かせてください。

肉体労働のバイトをしていた学生時代、相当きつかったので、どうやったら楽しめるかなと考えました。その結果、重いものを持つときの工夫が生まれる、歩き方一つで筋トレになる、さらにお金がもらえる、そう考えるとつらい現場でも楽しくなりました。あまりにもつらいと逆効果ですが。

どんな仕事にも、その現場でしか得られない学びがあります。

今に集中できているとき、心は今を楽しむことができます。その状態こそ、マインドフルネスな状態であり、リラックスしている状態なのです。

仕事や家事も同じこと。ルーティンでイライラしながらやるのではなく、楽しんでやれば自分だけの工夫ができます。

心を喜ばせる方法は、たくさんあるのです。

「リラックスする時間がない」
というのは思い込み。
日々に集中することこそが、
最高のリラックス。

「美しい所作」は、心とからだにいい

残心《ざんしん》、という言葉をご存じでしょうか？

弓道、剣道、柔道などの武道、さらに伝統芸能の世界でもよく使われる言葉です。意味としては「それを終えた後、力をゆるめる、あるいはくつろぎながらも、まだしっかりと注意を払っている状態」です。

気持ちが途切れていない状態、とも言えるでしょうか。

日常生活でも、残心を生かしてみたらいかがでしょう。

ドアや襖《ふすま》は、静かに、最後まで閉める。湯飲み、コップ、食器は、静かに置く。静かに歩く。無用な音を立てない。

これらは所作《しょさ》としても美しく見えます。

食事を済ませた途端、バタバタと立ち上がらない。余韻《よいん》を大事にしてください。お茶を飲み、落ち着いてから片付けましょう。

食べ物を箸《はし》でちゃんとつまめるか、外出の際に階段を踏み外さないか。

こういう動作への注意も、年を重ねてくると大事なことです。

食べ物を箸でちゃんとつまめるというのは、脳機能はもちろん握力と視力がしっかりと機能している証拠です。階段を踏み外さないというのは、同様に脳機能、脚力（腰、太もも、膝《ひざ》、ふくらはぎ、足首、足指など下肢《かし》全体の総合力）と視力がしっかりと機能している証拠です。

常に緊張する必要はないのですが、自分に注意を払う。ここが大切です。

加齢で少しずつ難しくなりますが、なるだけ気持ちが途切れないよう、その動作を意識してください。加齢によるからだの変化を知ることもできるでしょう。

すべては「今の自分」を意識することからです。

ドアを静かに閉める。
器をそっと置く。
動作の余韻を味わう。

今すぐ決めなくてもいい。やらなくてもいい

個人的な悩みに対する結論は、急いで出す必要はありません。今の時点でそれほど良い結論が出ないのなら、先送りにしたほうが良いことも、世の中にはたくさんあります。

その理由の一つは、体調です。

私たちの体調は、常に一定ではありません。良いときもありますし、悪いときもあります。いつでも元気な人なんていません。**良いときに出した結論ならまだしも、体調の悪いときに出した結論は、後ほど後悔する可能性が高まります。**

もう一つの理由は、「日にち薬」です。

時間が経つと、人は気持ちが変わります。**だからこそ、私たちは嫌なことや悲しいことがあっても、前を向いて生きられるのです。**

ある程度、時間を置くことで、複雑化してしまった思考がすっきりする、まとまる、そんな状況もよくあります。

今できるなら今やればいい、でも何らかの結論を出すには、相手もあれば、場の状況もあります。何ごともタイミングが重要です。

さらに時間を置くことで、とり得る「選択肢」が増えます。考える材料も増えます。時間の経過は、世のさまざまな要素、人の心、情報、利益・不利益、合理性、そうした条件をどんどん変化させます。

許せなかったような相手に対して、不思議なくらい何とも思わなくなるような状況が、まさにこれです。

先送りはそれほど悪くありません。

「早い」ことが良いとは
限らない。
「先送り」にしたほうが
良いこともある。

肯定的に想像すれば、人生は楽しい

すぐに否定したがる人がいますが、これはいただけません。

「できない、できるわけがない、無理だから、あり得ないから」

こうした言葉は、心を頑なにします。


できないと言うのは、実に簡単です。

でも、それでいいのでしょうか？

人生、楽しいのでしょうか？


会議でも、食卓でも、友人との語らいの場でも、話をまとめないといけないときに、一方的に「できない、無理」、そう主張する人がいます。どんな小さな場にも必ずと言っていいほどいます。場の空気をあっという間に壊します。

そんな発言の根底には「責任問題」があるのでしょう。

責任をとりたくない、だから否定しておこう、そんな負の意識です。企業の幹部会や取締役会、役所と役所の合同会議などで、普通に見られます。

医療者も責任を負いたがりませんので、院内会議でも普通に否定的な意見が飛び交いました。


否定ではなく「こうなったら、どうなる?」と肯定的に想像してください。

こんな部署(会社)になったら、こんな町になったら? そこをイメージしてください。一切の否定を入れずに。

否定することからは、新しいものは一切生まれません。

「こうなったら、どうなる？」
と前向きにイメージすると、
楽しくなる。

しんどい気遣いは、今すぐやめる

余計な気遣いを減らす。

いちいち、気にしないこと。ただし、日本人は平均して優しい気質ですから、これができない人も多いものです。

私が気遣う、気にするのは「相手の時間」です。

誰かと待ち合わせをしました、でも何かの理由で私がどうしてもその時間にたどり着けない場合、できるだけ早めに相手に伝えるようにしています。

相手の時間を奪うのは、とても失礼だと感じるからです。

私の友人にはいませんが、待ち合わせに何の連絡もなく平気で遅れるような人の心理がよくわかりません。

時間の大切さを、理解していないのでしょうか。


でも、それ以外は気遣いをしません。

相手にどう思われるか、といった気にも全くなりません。

そしてあなたにも、このスタイルをお勧めします。

いくら気を遣っても、いくら相手を気にしても、人はコロコロ変わるもの。

毎日、毎週、毎月、毎年、人の気持ちは変わります。視点、主張、行動、どんどん変わります。だから相手の意見に振り回されないこと、気にしないこと。

気遣いせず、ほどほどで、付き合うこと。

付き合うのがしんどいなら付き合いをやめること。距離をとればいい。

これができれば、心がささくれ立ちません。

相手の時間を奪わない。
それ以外の細かいことは
気にしないでいい。

「欠点」はそれぞれの学び

人の欠点をあげつらう、誰かをバカにする、罵《ののし》る。

これは自分の価値を下げるだけです。だから、やめましょう。

そもそも欠点とは、誰のどんな視点から見たものでしょうか？

世のすべての人から見た欠点が、この世に存在するのでしょうか？


欠点は、ある意味「学び」です。

仮に、その人のある思考や行動を見て「欠点だな」と感じたとしても、その人にとっては、今が貴重な学びの時間というわけです。

たとえ多数の人から見て欠点と認められることだとしても、その人には周囲の人や社会からの、批判を含めた多様なフィードバックに対して、どう改めればいいのかを考える時間が必要です。どんな人間であれ、その権利は持っています。

欠点は、ある意味「長所」です。

ちょっと矛盾したことを言っているなと感じますか？

例えば、仕事が遅い人、歩くのが遅い人、動作が鈍い人。

遅い、鈍いという点をとって欠点だと攻撃する人もたくさんいますが、視点を変えると、こういう人は「丁寧」です。落ち着きがあります。

あるいは、愛想がない人。

「あなたは愛想がない」と、家族や部下に文句を垂《た》れる人もいますが、愛想なんて、むしろないほうがいいのでは？　媚《こ》びへつらいが、ないわけですから。

そういう意味では、人の欠点とは見る目を試されている状況なのかもしれません。

「遅い」人は、「丁寧」な人、
「愛想がない」人は、「媚びない」人。
欠点は長所でもあり、
学びにもなる。

期待しない、依存しない

誰に対しても、妙な期待をしない。

親だろうと、兄弟・姉妹だろうと、夫婦だろうと、親友と呼べるような人物だろうと、恋人だろうと、親しい上司や部下だろうと。誰であっても期待しない。

信頼はしても、期待はしない。


そして、求めない。

どんなことだろうと、結果を求めない。

求めると、相手や状況への「依存」が必ず生まれます。

この依存が、ちょっと厄介です。

自分の人生を狂わせ、相手の人生を侵食します。

「何かをしてくれたらありがとう、してくれなくてもそれが当然」
「約束を守ってくれたら感謝、守ってくれなかったら忘れよう」

この二つ、私は常に心に置いています。

まあそんなもんかな、というくらいに、何ごとに対しても考えていればいいのではないでしょうか。突き詰めて考えると、いろいろしんどくなります。

それに本当に相手を信頼しているのであれば、仮に期待外れな態度をとられても、その相手を恨むことはないはず。

そもそも社会って、ままならない場所なのですから。

信頼していれば、
期待外れでも、
恨むことはない。

やわらかな心は「褒める」ことから

やわらかな心を取り戻すための、最も簡単な方法があります。
それは、「褒《ほ》める」ということ。
褒めは最強です。

まず、自分を褒める。
今を生きている自分、嫌なことも、つらいことも、すべてを受け止める自分。
笑ったり、泣いたり、怒ったり、寂しがったり、喜んだり。
小さなことから大きなことまで感情を向ける自分。
そんな自分を「よくやっている」と褒めてください。労《ねぎら》ってください。

次に、親しい人、近しい人を褒める。

いつもありがとうという感謝の気持ちを込め、ちょっとしたことで構わないので、その人を褒めてください。

一緒のときがいいでしょう。相手がその場にいないのなら、心で念じること。込めた思いは通じます。


伝え方というテクニック面での良い、悪い、ではありません。

素敵だね、すごいね、さすがだね。

そんな単純な言葉でさえも、状況によっては素直に嬉しいものです。心に深く染《し》み入ることが、多々あります。

褒めたほうも、
褒められたほうも、
心がやわらかくなる。

第2章
すこやかなからだを取り戻す

朝、目が覚めたことに「ありがとう」

からだは、借り物です。
私たちは混沌《こんとん》とした世を生きる上で、からだを一時的にお借りしています。
どこから？　もちろん、天から。創造主からと考えても良いでしょう。
まずはこの事実に気づくこと。
気づけばこの先、もっとからだを大事に扱えます。

年をとるとわかりますが、朝目が覚めるだけで感謝の気持ちが芽生《めば》えます。病気をされた方も、この気持ちは共有できるでしょう。
そこには、今自分がこの世に生きていることへの感謝と、自分にずっと寄り添ってくれているからだへの「ありがとう」という素直な気持ちがあります。
からだは借り物ですが、最期まで大切に扱えばちゃんと応えてくれます。

末期癌《がん》で亡くなる寸前に臨死《りんし》（至高《しこう》）体験をし、自身が持つ有害な信念を破棄したおかげで奇跡的に復活し、今では世界中を講演して回る日々という「奇跡の人」として著名なアニータ・ムアジャーニさんという方がいます。
彼女は『喜びから人生を生きる！』（ナチュラルスピリット）という著書も出されていますが、とても興味深い話をされています。

「病の本当の原因は恐怖だった」

本来は持たなくていいはずの恐怖を、自らの心に生み出してしまうことで、人は病み、からだを傷つけてしまうというわけです。
恐怖ではなく、感謝の気持ちでからだを満たしましょう。

からだはこの世での借り物。
いつか返す日まで、
大切にする。

からだの声に耳を澄ませる

自分のからだに動いてもらえていますか？
そんな問いかけに、苦笑される方も多いのではないでしょうか。でも、それほど難しく考えなくてもいいと思います。

からだが動くためには、

①からだの各部分を意識する
②からだの声に耳を澄《す》ませる

この二つに、気をつけましょう。

基本はこれだけです。

手足の動かし方で歩き方は変わります。

背中（背筋《はいきん》）の張り方、腰の位置でも、歩き方が変わります。

各部分を意識するというのは、なにげなく使用しているからだの各所を、自分が実際どう使っているのかについて、改めて意識を向けるという意味です。

からだの声も聞いてください。実際には悲鳴を上げることはできませんが、その代わりに体調を変化させることで「おかしい」というシグナルを送っています。

体調が悪いと感じるときは、からだが「休ませてほしい」と言っているときです。

そんなときに無理をしてはいけません。

「はじめに」でも述べましたが、東大病院時代、からだをいじめるような生活をして病気になり、通院を繰り返す患者さんがいらっしゃいました。

これは何度でも伝えたいことですが、病院では、そのときの症状に対する治療を受けることはできますが、からだに無理がある生活を変えなければまた病気になってしまいます。

また、手足や目鼻口と違い、内臓は目に見えません。だからこそ体内の調子で感じたことに敏感になることです。

五体調和という言葉があります。全身の調和という視点ですが、意識し、耳を澄《す》ませる、この二つは五体調和したすこやかなからだを思い出す作業です。

無理をする、
頑張りすぎる。
そんな生活は変える。

自分の顔、じっくり見てあげよう

顔、目、ベロ（舌）。

わかりやすいところで言えば、これらを毎日、鏡で見るだけで、自分の体調の変化をチェックできます。

表情はいかがですか。眉間にしわが寄っていませんか。口角が下がっていませんか。表情は心の窓です。そして顔。顔色はいかがですか。血色はよいですか。

目はいかがですか。まぶたは腫《は》れていませんか（*）。白目（眼球結膜）が濁ったり黄色くなったりしていませんか。まぶたの裏（眼瞼《がんけん》結膜）が赤く充血していませんか。

あるいは、まぶた全体に何か違和感がある、目を開けていられない、まばたきの頻度《ひんど》が異様に高いというようなことはありませんか。鏡で見たときにそんな症状があれば、ちょっと注意してください。そして、腫れ、赤みなど症状が引かないときは、いちど眼科や内科を受診してください。

ベロ（舌）の場合も、はっきりと出ます。

中医《ちゅうい》（東洋医学）では、ベロを先・中央・左右の辺・奥の四つのパートに分け、舌苔《ぜったい》（舌に付着する白い苔《こけ》状のもの）の状況を診ながら、体調を診断します。

健康な人のベロは、全体が薄桃色で、薄く白い舌苔です。ベロに割れ目がある場合、薄い色のベロなら貧血（虚血《きょけつ》）、濃い色のベロなら火照《ほて》りと診断されます。

ベロは胃腸とつながっていますので、全体的に白い場合は胃腸系の疾患の可能性があります。自律神経の乱れでもベロが白くなります。

＊原因はむくみ、目の病気、皮膚の病気、怪我などいろいろあります。

見ているようで
見ていないもの。
ちゃんと見るだけで、
気づくことがある。

からだをゆらゆら揺らす

往年の名女優と言われた森光子さん（二〇一二年逝去《せいきょ》）は、林芙美子《ふみこ》の名作『放浪記』の舞台化において、二〇一七回もの公演で主演を務められました。

これもすごい数字ですが、森さんがもっとすごかったのは、すでに八〇代後半であったにもかかわらず、舞台上で「でんぐり返し」をされていたこと。

まさに天晴《あっぱ》れです。


逆立ちをして逆さまになる、でんぐり返しをする。

これ、とても重要な運動です。

大人になると、そういう機会があまりありません。体操をやっている方とか、ヨガやエアロビクスやストレッチを常にやっている方とか、そういう方々は除いて、せいぜい学校での体育の授業が最後だったという方が大半でしょう。

でも人体は、たまに逆さまになったり、揺らしたりすると、いいのです。バランスボールに乗って揺れるとか、その上でブリッジをするのも良いでしょう。朝昼晩やるといいのですが、朝だけとか夜だけでも結構です。

からだがひっくり返ったり、揺れ動いたりすると、自律神経が刺激されます。自律神経への刺激は、からだの恒常《こうじょう》性を保つことにつながります。気持ちのいい運動は、心の解放にもプラスに働きます。

ぜひお勧めですが、くれぐれも無理はしないこと。

とくに高齢の方。怪我《けが》をしないように気をつけてください。

逆立ちやでんぐり返しができなくても、**背もたれの低い椅子に座った状態でからだを後ろに倒して起こすとか、そんな簡単な運動でも良いのです。**

凝り固まったからだを、
ゆらゆら揺らしてみる。
自律神経が整えば、
心も整う。

手から血の流れを感じる

血流を意識する。

そこから、自律神経のすこやかさをチェックする。

これは、自分の手の温度で簡単にわかります。

握手したときに、冷たいとか、冷や汗をかいているとか、こういう状況はあまり好ましくありません。

手が冷たかったり、汗をかいていたりするのは、からだに熱がこもっている状態です。

神経が緊張した状態で、血管が収縮しています。つまり交感神経が優位な状態ですので、その状況が続いているとからだに負担がかかります。

手が温かいのは、からだの熱エネルギーが適度に放出されている状態です。

この状態は冷たいときとは逆に緊張感が弱く、神経がほぐれていますので血流がスムーズです。ただし手が異様に熱いケースは注意が必要です。


女性は冷え性の方も多いと思いますが、やはり温める、手を握ったときにほどほど温かい、この状態を目指してください。


冷えの解消は、食事、運動、生活習慣の改善などで、目指せます。

足を温めると血流が良くなって緊張感が弱まり、からだ全体がポカポカします。

からだを適度に温めると免疫力が向上します。すると冷えだけでなく、便秘とか頭痛とか風邪などからも解放されます。

足の指の爪を押すことでも血流チェックができます。押すといったん白くなり、すぐ元に戻りますが、二秒以上戻らなければ血流が悪いサインです。

握手をしたときに、
ほどよく温かい手が
すこやかな手。

からだの「異常サイン」を見逃さない

怪我をしたときに、血が止まりにくい、あるいは止まらない。これは血液中で血小板《けっしょうばん》が生産されにくくなっている証拠です。

血小板には血管が損傷を受けたときに「止血」する役割がありますから、その血小板が何らかのシステム異常で生産されにくくなると、血が止まらなくなります。

本来はすぐ気づくはずですが、ご高齢のひとり暮らしであるとか、家族と同居しているけれども忙しくて気に留めなかったりとか、さまざまな理由で、血管の異常に気づかなかったりするケースもあります。

出血は血小板がそのお役目を果たすことで、じきに止まります。

これが普通です。

それが止まらないというのは、何らかの疾患のサイン。だからこそ、今の自分のからだに十分注意を払ってください。


血が止まらない――。この言葉を聞くたびに、私は医師になりたての頃のある経験を思い出します。

当時勤務していた病院に、風邪かもしれないと若い女性が来院しました。扁桃腺《へんとうせん》を見ると表面が出血斑《しゅっけつはん》でいっぱいです。おかしいなと感じて採血をして、その後の精密検査を経て、彼女は白血病と判明しました。

白血病は白血球細胞が異常に増殖する病気ですが、血液がまるでゼリーのようにドロドロになります。ふつうではありませんので顕微鏡検査をしたところ、血液が白血球細胞で一杯だったというわけです。

この状態だと異常な白血球だけを生産しますので、赤血球や血小板はつくられなくなります。赤血球は体内に酸素を運ぶ重要なお役目のある細胞ですが、これも希薄になるので貧血になり、どんどん顔もからだも白くなります。

もっと前から体調には支障が出ていたはずですので、もっと早くに病院に来ていただくこともできたと思います。このときすぐに入院されたのですが間に合わず、最終的には脳出血で他界されました。


鼻血についても、繰り返すようなら医師の診断を受けること。

鼻血の場合、全く大丈夫なケース（粘膜《ねんまく》が弱いなど）もあれば、そうではないケースもあります。そこは医師が判断します。

血が止まらない、筋肉や関節などの部位で内出血しやすい、そういう状況の背後には、白血病や血友病《けつゆうびょう》といった疾患が潜んでいる可能性もあります。

脅すわけではありませんが、自分のからだのためにも、小さな変化には敏感になってください。心配なときには、かかりつけ医にご相談ください。

小さな変化、
からだのサインを
無視しない。

第3章
ほどよい暮らしを取り戻す

「行くため」ではなく、「歩くため」に歩く

歩くときは、歩くことに集中しましょう。

どこかへ「行くため」に歩くという意識は、手段に集中しており消極的です。

それよりも歩くことを楽しむ、「歩くため」に歩く、この気持ちこそ大切です。


歩くときには「体幹《たいかん》」を意識すること。

体幹というのは、ざっくり言えば胴体のこと。言わば「からだの中心（コア）」です。よく「丹田《たんでん》を意識する」と言われますが、丹田を中心として、からだのコアをバランス良く使うこと、動かすこと、それが体幹トレーニングです。

歌舞伎、能、狂言、舞踊《ぶよう》など、日本の伝統芸能は、からだの中心を意識すること

に重点を置きます。こうした伝統芸能では、背筋を伸ばし、摺《す》り足で、からだをぶれさせないことで体幹を意識します。

さらに、坐《すわ》るときは「立腰《りつよう》」を意識してください。**立腰とは、腰骨を立てて坐った姿勢です。**腰をグッと伸ばす感じです。

立腰は血流や内臓の働きを活発にします。自律神経にも良い影響を与えます。その逆に背中が曲がり、腰も下がった姿勢は「寝腰《しんよう》」と呼ばれます。

この立腰とセットでやっていただきたいことがあります。

それは、足指を開き、しっかりと踏んで歩くこと。地面をしっかりとつかんで歩くと立腰パワーが最大限になります。裸足《はだし》になれる状況が一番良いでしょう（草履《ぞうり》や雪駄《せった》でもいいです）。砂浜での裸足は、指圧そのものです。

「丹田」を意識し、
腰骨を立てる。
からだの中心を意識して、
一歩一歩を踏みしめる。

掃除では、場所や物へ感謝する

つい面倒くさいと感じてしまう掃除。

そんな掃除も、ひとつひとつの動作に「意味づけ」をすれば、その動作に意識を向けることができます。**意識を今に向けられているときこそ、マインドフルネスな状態です。**

掃除のポイントは「場所や物への感謝」を意識すること。

ここさえ気をつければ、どんな場所での掃除であろうと、「心の浄化、からだのダイエット」にも効果があります。

拭《ふ》き掃除や掃《は》き掃除も「所作」次第です。お風呂の掃除は、膝の屈伸運動や腕の筋肉の刺激になり、肩甲骨《けんこうこつ》の拡縮も期待できます。フローリングをワイパー（フローリング用モップ）で拭く際は、歩き方一つでふくらはぎの筋肉が鍛えられます。

トイレ掃除が苦手な方もいますが、毎日お世話になる場所です。汚れを落としてピカピカにすると心が洗われますが、この状況は「洗心《せんしん》」という悟りです。

掃除のもうひとつのポイントは「自分を追い込まない」こと。

決めたスケジュールでしっかりできる人はとくに問題ありませんが、できない人は無理のない範囲でやればいいのです。誰かと比べて自分はできないと追い込まないこと。私は掃除に関しては定期的にやってはいません。気がついたときにやるようにしています。だからでしょうか、ストレスがありません。

掃除と心は連動します。家の中が汚くてだらしなくなるというのは、心が壊れかけているサインです。気のバランスが乱れている証拠とも言えます。

掃除はまた、自立心を育みます。マイペースで楽しみましょう。

心持ち次第で、
掃除もマインドフルネスになる。

階段の上り下りから生活を変える

転倒防止。

これはとくに中高年世代にとって、気になるテーマです。

でも、意外と難しいことではありません。

転倒を防止するためには、まず「腸腰筋《ちょうようきん》」を鍛えること。

これが、基本です。

腸腰筋は、腰椎《ようつい》と大腿骨《だいたいこつ》を結ぶ筋肉で、大腰筋《だいようきん》（背骨と両脚の付け根を結ぶ）と腸骨筋（骨盤と両脚の付け根を結ぶ）からなっています。

これでおわかりだと思いますが、腸腰筋は、①背骨、②骨盤、③両脚の付け根

（つまり股関節）、という三つの主要な部位にまたがる筋肉なのです。

腸腰筋の鍛錬《たんれん》に良いのは、個人的には自転車をこぐことだと思いますが、室内でエアロバイクをこぐ、そんな手もあります。

それが難しいという方は、ぜひ階段の上り下りをやってみてください。

いつもエスカレーターやエレベーターを利用するのではなく、階段を使う頻度を上げてみてください。そのまま、できればずっと階段を使うのが理想です。

階段の昇降で息切れしなくなり、それが苦にならなくなると、一段飛ばしして上がれるようにもなります（無理にしなくても大丈夫、競争ではありません）。

ウォーキングは全身の筋肉に刺激を与えますが、自転車や階段の昇降は、とくに腸腰筋への刺激と活性化に寄与します。

運動はジムに行かなくてもできる。
階段の上り下り、
そんなことから始めればいい。

何ごとも「ほどほど」が一番

「リハビリ」と聞くと、怪我や大病の後に行うもの、と思われる方が多いかもしれません。

しかし広義では、怪我や病気にかかわらず、からだの落ちてしまった機能を回復する、という意味を持ちます。神経、筋肉、骨格、それらのバランス良い使い方を取り戻すために、各種のトレーニングを繰り返すことです。

からだというのは、

「使わないとダメ、使いすぎてもダメ」

という代物です。

プロのアスリートやアマチュアのスポーツ好きが、ついやりすぎて筋肉を損傷してしまう、関節を痛めてしまう、こんなことがありますが、これは肉体の限界というものを知らないから起きます。

からだを鍛えることが好きな人の中には「つらくないとやった気がしない」と豪語する人もいますが、これも良くはありません。

痛みはからだが発するシグナルなのです。

関節の可動域（広がる範囲）、筋肉のやわらかさ、瞬発力。

こうした機能は加齢で落ちます。しかたありません。

だからこそ、リハビリ的な視点を持つこと。

若い頃の状態に戻すのは難しいとしても、無理せず「ここまでやりたい」という自分なりの目標を立て、できることを少しずつ続けましょう。

リハビリは競争ではありません。自分との対話です。

年相応の衰えを受け入れ、
無理はしない。

食べすぎてしまうのは、ストレスのせい

目の前にあるとなんとなく食べてしまう。
お腹《なか》が減っているわけではないのに、間食をしてしまう。
自宅での食事でも、つい白米などを満腹になるまで食べてしまう。
こんなこと、ありませんか？
拙著『身軽に生きる』（海竜社）でも述べましたが、食の作法は三つあります。

①過食しない
②執着しない
③よく噛《か》む

食べすぎは、ストレスが原因であることが多いものです。もちろん寝る前に食べるのもよくありません。

ストレスを減らせると、食のリズムも改善されます。

加えて提案したいのは「早食いしない」ということ。

ドカ食い（過食）と同様に、早食いすると、血糖値を下げるインスリンが急速に膵臓《すいぞう》から出動させられます。からだの急速な血糖値上昇に備えるためです。

それでもインスリンの分泌が血糖値の上昇に追いつかないと、高血糖になります。

食べすぎると、逆流性食道炎のリスクも上がります。

思い当たるふしのある方はいらっしゃいますか。

粗《そ》食でも元気に長生きしているお年寄りはたくさんいます。

本来のからだに合った「ちょうどよい」量を取り戻しましょう。

「腹八分」で満足できる暮らしに変える。

喉を意識して食べる

すこやかなからだを取り戻すためには、各所を「動かす」ことと第2章で述べました。その視点で言えば、喉《のど》を動かす、飲食物をしっかり飲み込む、これも重要です。

いわゆる、「ごっくん」です。

ものを食べるときに、ちゃんとごっくんしないと「誤嚥《ごえん》」につながります。

誤嚥というのは、飲み込んだものが食道（消化管）ではなく、間違って気道（気管）に入ってしまう状況です。

食べ物が気管に入ると、粘膜への刺激で激しく咳《せ》き込んだり、ひどい場合には窒息したりする危険があります。また、その咳き込みで食べ物が末梢《まっしょう》の気管支に飛び散って、やがて肺にまで炎症が及んで肺炎を起こしたりします。

食事の際には、しっかり飲み込んでいることを意識する。

ちゃんと、ごっくんする。機械的に食べない。

基本は、これだけ。

テレビを見ながら食事をしている人は、たまにはテレビを消して、目の前のおいしい料理をしっかりと噛んで飲み込むことに、集中してみてはいかがでしょうか。

ちなみに誤嚥は、喉の違和感（異物感）でも生じますので、何か喉に違和感があるようなら耳鼻咽喉《いんこう》科を受診してください。

食べているときではなくても、ごっくんすることで喉の筋肉が鍛えられます。ただしこれも、ほどほどに。やりすぎは良くありません。

機械的に食べずに、
喉で食べる。

からだに合う「食べ方」はそれぞれ違う

自宅にいるときは、私は午後七時くらいには夕食を済ませます。それ以降は一切、食べません。食べる作業、消化という活動は、からだの大きなエネルギーを使います。消化器官には強い負荷がかかります。寝る前に食べてしまうと胃袋に入れたものが未消化のままとなり、からだに負荷をかけます。すると当然、翌日の活動に影響します。

外出（外食）すると、必ずしもこの通りにはいきませんが、自宅にいるとき用に、なるべく「自分のルール」をつくってしまえばいい。自分だけの快適ルールです。

ただし、そのルールでさえも絶対視はしないこと。

食べることに限りませんが、何でも絶対視してしまうと、知らないうちに自分にストレスがかかります。何らかの理由で生活リズムが変われば、それに伴って食べる時間や回数を臨機応変《りんきおうへん》に変えればいい。単純にそれだけの話です。

起床は午前五時頃ですから、朝食は七時には済ませます。

ナッツ類、野菜と果物のジュース、後はそこに、玄米ご飯が加わるかどうかというメニューです。

肉類は食べません。逆に穀《こく》類や豆腐などは積極的に食べます。

ちなみに昼食に関しては、食べたり食べなかったり、という曖昧《あいまい》な感じです。打ち合わせなどを兼ねて食べることもあります。

ただし、これも私の勝手なルール。

自分のための快適ルール、すこやかルールを、ぜひつくってみてください。

一日三食も、絶対ではない。
自分に合った食べ方は、
からだだけが知っている。

酒はからだと相談してから

酒は私たち日本人の生活に深く根ざしています。古《いにしえ》から伝わる祭礼で神前に供えた御神酒《おみき》は神の力を宿したものとして祭礼後の直会《なおらい》でいただきます。

また、「百薬の長」ともいわれます。飲酒と死亡率との相関関係を調べた疫学研究で、適量であれば死亡率を下げるという結果があります。その適量とは、純アルコール量で一日20～40g、日本酒に換算すると1～2合程度、ビールだと中瓶1～2本程度になります。

さて、酒飲み側の視点からの酒にまつわるさまざまな格言があります。当然酒にも良い面とそうでない面があるわけです。**ですので、自分がどうしたいかを考えることで選べばよいだけだと思います。**

かつて酒を飲み、その後飲まなくなった自分からするとどうもよけいなお世話という気がします。

なお、今は車社会と言われます。飲酒による実害が増えました。祭礼のような場合にありがたく御神酒をいただきつつも、運転するときは飲まないで済むように飲酒が習慣、そして依存にならないよう心がけたいものです。

酒好きに「飲むな」と言っても、なかなか難しいわけです。最初から酒を全く必要としない人なら何の問題もありませんが、酒を飲んでいるからこそ日々の生活を何とかしのいでいる、そんな人も世の中には大勢います。

だから即座にやめろとは言いません。

でもどこかで「飲む量を減らそう」と思ったら、そのときがタイミングです。

習慣や惰性《だせい》で飲むのではなく、自分のからだとよく相談しましょう。

飲む量を減らそうと思ったら
その時がタイミング。

生活リズムは「からだ任せ」

同じ時間に寝て、同じ時間に起きるのは、理想のひとつかもしれませんが、それでもたまに、生活リズムは崩れます。

ちょっと付き合いがあって外で食事でもすると、いつもの時間に寝られないこともあります。こういう場合、睡眠不足が気になるでしょう。

でも極端な話、毎日違うリズムで生活でもしない限り、すっきり目覚められれば大丈夫です。

加えて「今日はちょっと疲れた」と思えば、からだの命じるままに寝床に入ればいいし、「何だか眠れない」とさえてしまったら本を読んではいかがでしょう。

寝る前の読書には入眠効果があります。ただし、スマホやパソコンのチェックはお勧めしません。電子機器が発するブルーライトに覚醒効果があるためです。

お風呂にゆっくりとつかり、全身の循環を良くすることも大切です。できればシャワーだけでなく、お湯を張ってつかる。これで全身がほどほどに疲れます。入浴は大きなエネルギーを使う行為なのです。

ほどほどに疲れると、ちゃんと眠れます。

不眠の原因のひとつに「ほどほどに疲れていない」状況がありますが、お風呂にちゃんとつかることで、寝つきの悪さは改善の道をたどるでしょう。

あるいは、入浴時に温水と冷水を交互にかける。これは「温冷浴《おんれいよく》」と呼ばれ、古くから伝わる健康法の一つです。

温冷浴は血行を良くすると同時に、自律神経を整えます。自律神経の乱れこそ、病気の大きな原因なのです。

規則正しい生活に
縛られるよりも、
からだが喜ぶ生活をする。

朝と夜、自分を「整える」ためのルール

朝、起きるときに、自分で何か決めごとをつくる。

夜、寝る前にも何か決めごとをつくる。

いわゆる「自分ルール」ですが、ある種の暗示（アファメーション）も含め、自律神経を整え、生活のリズムを落ち着かせる効果があります。

＊室内で簡単にできるもの
・体操（ストレッチなど）
・瞑想、呼吸法、お唱《とな》え
・読書、日記

＊室外で簡単にできるもの
・体操（ラジオ体操、ストレッチなど）
・散歩、ウォーキング、ジョギング
・清掃など各種の奉仕活動（ご近所）

私は朝起きると、大周天《だいしゅうてん》という気功を二〇～四〇分間、行っています。これをやると気分がすっきりし、調子が整うと感じるからです。

ただしこれはあくまでも私の習慣で、すべての人にお勧めできることではありません。

別に特別なことでなくてもいいのです。

やることでリラックスできる、続けることで落ち着く、力がみなぎる。自分にとってのそんな気持ちいいことを習慣にしてください。

そのための時間を、朝と夜に自分に「つくってあげる」こと。

郵便はがき

料金受取人払郵便

芝局承認

6889

差出有効期限
2020年12月
31日まで
(切手は不要です)

105-8790

216

東京都港区虎ノ門2-2-5
共同通信会館9F

株式会社 文響社 行

フリガナ	
お名前	
ご住所 〒 都道府県 区町市郡 建物名・部屋番号など	
電話番号	Eメール
年齢 才	性別 □男 □女
ご職業(ご選択下さい) 1. 学生〔小学・中学・高校・大学(院)・専門学校〕 2. 会社員・公務員 3. 会社役員 4. 自営業 5. 主婦 6. 無職 7. その他( )	
ご購入作品名	

より良い作品づくりのために皆さまのご意見を参考にさせていただいております。
ご協力よろしくお願いします。

A. 本書を最初に何でお知りになりましたか。

1. 新聞・雑誌の紹介記事（新聞・雑誌名　　　　　　　）　2. 書店で実物を見て　3. 人にすすめられて
4. インターネットで見て　5. 著者ブログで見て　6. その他（　　　　　　　　　　　　　　　　）

B. お買い求めになった動機をお聞かせください。（いくつでも可）

1. 著者の作品が好きだから　2. タイトルが良かったから　3. 表紙が良かったので
4. 内容が面白そうだったから　5. 帯のコメントにひかれて　6. その他（　　　　　　　　　　　）

C. 本書をお読みになってのご意見・ご感想をお聞かせください。

D. 本書をお読みになって、
良くなかった点、こうしたらもっと良くなるのにという点をお聞かせください。

E. 著者に期待する今後の作品テーマは？

F. ご感想・ご意見を広告やホームページ、
本の宣伝・広告等に使わせていただいてもよろしいですか？

1. 実名で可　2. 匿名で可　3. 不可

ご協力ありがとうございました。

忙しい方は、一回深呼吸をする、そんなことでもいいでしょう。

自分だけのルールで、調子を整えてください。

ストレスから解放され、心がおだやかになるはずです。

目を覚ました後、
寝る前の一瞬を、
自分だけのために使う。

第4章

ありのままの感覚を取り戻す

日々、自然の美しさを味わう

「道ばたに生える草花に気がつかなくなったら、人間はおしまい」

九〇歳を超えるご婦人が話されていた言葉です。

そこに深意《しんい》を感じます。

すなわち「気づき」という、誰もが本来持っているはずの感性をどこまで働かせられているのかという、とても深い問いかけです。

花鳥風月《かちょうふうげつ》という言葉をご存じでしょうか？

この言葉は日本の代表的な自然美を象徴する四字熟語です。

絵画をはじめ、俳句や短歌など「情緒を表現する文化」の多くには、その根底に花鳥風月という美の素材が存在します。

花を愛《め》で、鳥のさえずりに耳を澄まし、風を感じ、月を眺《なが》める。風流ですね。

忘れてはならないのは、この四つを支えるのが「お天道さま」だという事実。すべてはお天道さまのおかげです。


胡蝶蘭を育てていると「はじめに」で述べましたが、家の中に限らず、私たちは社会のあちこちで、さまざまな花や草木、多くの植物に触れています。

普段はその事実を忘れて目の前のことしか見えていませんが、ふと気がつくと、道路にも公園にも駅の周辺にも、多くの「緑」があることに気づきます。ちょっと足をのばすと、山や森があります。そこには天然の生態系が息づいています。

そしてそれらは、誰かが手入れをしてくれているからこそ、今そこにある。その事実も忘れないでください。

道ばたの花、小鳥のさえずり、
頬をなでる風、月のやわらかな光。
心を豊かにしてくれるものは、
すぐそばにある。

空は同じ顔をひとつとして見せない

道ばたで面白い形の雲を見つけて空を見上げていると、そばを通る人から不思議そうな表情で見つめられることがあります。

この人は何をしているのだろうか、という感じです。

中には私が見上げた先を、そのままつられて見る人もいます。

最近、空を見上げましたか？

じっと空を眺める、そんな時間をとっていますか？

気がつくとスマホの画面ばかりを見下ろしてはいませんか？

空にあるのは雲だけではありません。

鳥や虫など空中を飛ぶ生き物もいれば、雨上がりには虹がかかります。子どもの頃を思い出してください。大空に舞う鳥をじっと見つめませんでしたか？　虹のふもとはどこだろうと、走って探しに行きませんでしたか？

空の表情は時間とともに、徐々に変わります。夕日で茜《あかね》色に染まる空、雨雲に覆われて暗灰色《あんかいしょく》に染まる空。茜色だろうと暗灰色だろうと、同じ顔はひとつとして見せません。

ずっと車で移動していると、ずっと電車で移動していると、空の変化への気づきに鈍くなります。私たちは空気中の酸素を取り込んで生きていますが、空はその空気の集合体。空は足下の大地と同じく、私たちの生きる源泉です。

そんな命の源泉を、たまには見上げてみませんか？

大いなる自然に抱かれて生きている、その事実を思い出してみませんか？

地面やスマホの画面を
見下ろすのをやめて、
たまには空を見上げる。

長く、ゆっくり呼吸する

ちょっと「呼吸」を意識してください。

もちろん普段は、無意識のうちに呼吸をしているかと思います。

私は気功をやっているので呼吸の大切さを理解しているつもりですが、息を吐いて吸う、その繰り返しに「どうしてそんな当たり前のことを意識するのか?」と不思議がる人もいらっしゃるでしょう。


すこやかに生きるために必要なルールのひとつに、

「長く、ゆっくり呼吸する」

というものがあります。

坐禅についての説明書、『天台小止観《てんだいしょうしかん》』の「調和」の章のひとつに呼吸がありま す。呼吸を調《ととの》えるのに風《ふう》・喘《ぜん》・気《き》・息《そく》の四つがあります。荒い呼吸「風」からだんだん練《ね》れてゆっくり静かに有るか無いかわからないぐらいになったものが本当の「息」だそうです。

朝、起きたときに呼吸に集中し、ゆっくり吐いて、ゆっくり吸う、これを一〇回ほど、繰り返してみてください。くせづけされると良いでしょう。

最近は、無意識のうちに呼吸が浅くなってしまっている人が多いようです。

まずはひと呼吸からでもやってみてください。

長く、そしてゆっくりと、呼吸する。それが自然にできるようになれば、素晴らしいことです。

ひと呼吸でもいいから、
長く吐いて、
ゆっくり吸う。

顔は心の窓

顔を洗うときに、鏡で自分の顔を見る。

これ、とても大切な行為です。

毎朝、顔を鏡でじっと見ていますか？


心に思うことは、すべて顔に出ます。

顔に出ると、次は口に出ます。

私たちが口に出していることは、その前に顔に出ているし、さらにその前に心で思っていること。だから自分の顔を毎朝、しっかりと見ることが大事なのです。

今朝の私は、どんな顔をしているのか？

歪《ゆが》んでいないか、悲しんでいないか、怒っていないか、ため息をつきながら呆然《ぼうぜん》としていないか、しかめっ面《つら》になっていないか。

顔が疲れているということは心が疲れている証拠。

それでは、せっかくの運も逃げます。

電車内でよく見かけるのが口角《こうかく》の下がっている人。いつも不機嫌で何かに怒っているような、そんな心が顔に出ています。満足感が足りないのでしょうか。


思い出してください。

誰にだって、例えば子どもの頃など、よく笑っていた頃があったでしょう。その瞬間、瞬間が、いつも楽しかった、そう思っていたときの感覚を思い出してください。

上機嫌な人は、
周りの人も幸せにする。

生きることは命をいただくこと

私たちはさまざまな命をいただいて、この世に存在しています。

動植物をはじめ、さまざまな命を自分に取り込むことで生きています。

だからご飯を食べる際に、最初に「いただきます」とお唱えをする、そのお唱えを親から子へ、さらにその子へと、代々受け継いできました。

それが命をいただくための作法だからです。

合掌《がっしょう》してお唱えをすると、いただく命がさらに力を与えてくれます。

そんな「しつけ」がこのところ、少し薄れているようですが、食事の前に命のお唱えをしていないのであれば、ぜひやってみてください。

「いただきます」と声に出して唱えることで、食材への見方も変わります。目の前にあるお米、さまざまなおかずが、自らの血となり肉となる。からだを構成するひとつひとつの細胞となる。**食材の命を食べることで取り込み、その命を背負って自分が今、生きている。**その事実に気づくはずです。

マインドフルネスをテーマとする講習会などでは、いただきますという言葉の意味やありがたみを教えるところもあるようですが、これは本来、親となった人間の重要な仕事だったはず。そこで、提案。

いただきますという言葉の重要性を知る人すべてが、食事の場でどんどん実践すればいい、そう思います。親が教えないなら、理解する大人が教えればいい。

まさしく命の授業です。

いただきますという感謝の輪は、あなたから広げられます。

「いただきます」は、
命の力を感じるための
魔法の言葉。

手はエネルギーの出入り口

手を合わせて祈る。

合掌することは、自分が今、この世界に生かされている事実に気づき、そこに感謝を捧げる大切な行いです。お天道さまへの感謝です。

同時に合掌は、誰かのため、何かのために、祈る行為でもあります。

手を合わせる行為は宗教の専売特許と語る人もいますが、そうではありません。

合掌は宗教が生み出したものではないのです。

手はエネルギーの出入り口。だからきれいにしておきましょう。

日本語には「手当て」という言葉がありますが、昔の人は手にエネルギーがあることを本能的に知っていたのでしょう。

そして両手を合わせると、思いのエネルギーが集中しやすくなります。

先人に限らず、私たちもこの事実を感覚で知っているはずです。それを思い出し、本来のエネルギーを取り戻しましょう。合掌は、いつでもどこでもできます。


注意していただきたいことがあります。

それは、

「合掌で恨みの念や憎しみの感情を飛ばさない」

ということ。

そんな負の感情は、私たちのありのままの感覚ではありません。

飛ばした感情がグルッと回って自分のもとへと戻るという事実も、どうか覚えておいてください。これは面白くないですね。

できれば、私たちを見守ってくださっている、見えないけれども崇高《すうこう》な存在に対して深い感謝を捧げたいものです。

きれいにした手を合わせて、
大きな存在を感じてみる。
それがあなたの力になる。

本当の修行は日々の生活にある

つらい修行を完遂《かんすい》した人、例えば僧侶などの修行者のことを、世の大勢が聖人と呼んだり、カリスマ視したりします。

でも、ちょっと思い出してください。

本当につらくて大変な修行は、彼ら宗教者が行っているようなものばかりではなく、一般庶民の生活そのものの中にこそあるという事実を。

娑婆《しゃば》（俗世間）で生きる、浮世《うきよ》離れせず暮らす、これが本当の修行です。

私たちのほとんどが混沌とした社会の中にいますが、実はこの混沌が良いのです。混沌としているからこそ、生きる上での勉強になります。

ただし混沌とした中にいると、楽しいことばかりではありません。面白くないこと、つらいこと、悲しいことにも晒《さら》されます。そこで、自分の意識を負の方向に持っていかれないようにするコツ、心を静めるコツを覚えておく。

そう言われても、どうすればいいのか?

最も手っ取り早い方法は「好きなことを考えること」です。

好きなこと、好きなもの、自分が夢中になれる状況に集中し、常にその感覚を思い出せれば、負の状況や嫌な状況を遮断《しゃだん》できます。好きなことを実感できると、それがまるで空気の壁のような存在となって自分を守ってくれるのです。

あるいは「自分が光に包まれているイメージを持つこと」も有効です。

イメージする力は、誰もがすでに持っている能力です。生まれながらに持っている感覚ですから、それを思い出すだけで良いのです。

つらいとき、悲しいときでも、
「好きなこと」をしている感覚が、
あなたを守る。

「自分が気持ちいいこと」を選ぶ

人間の五感には「抽出力《ちゅうしゅつ》」があります。

抽出力とは、五感を通じて入ってくるたくさんの情報の中から、ある音、ある映像、ある匂い、ある温度、そんな特定のものだけを、自分が選び取る能力です。

この能力を、誰もが無意識のうちに生活の中で使っています。

自転車に乗って走っていると、同じように自転車に乗って反対側を走る人間とちょっとした挨拶《あいさつ》を交わすことがありますが、これも目に入る膨大《ぼうだい》な情報の中から自分と同じような相手を抽出する作業です。

何も自転車に限らず、例えば街で自分と同じようなファッションスタイルの人が目に入るとか、ネット上で自分と同じ意見の人に注目するとか、ある鳥のさえずりだけが気になるとか、これらも抽出力のなせるわざです。

では抽出力を磨くことのメリットは何かと言えば、自分が「不快だ」と感じるものを、自然と自分に取り込まなくなる点です。

抽出力が高まる状態とは、自分が気になるもの、好きなものへの興味の感度が、無意識のうちに高まっている状態です。するとどうでもいいもの、嫌なものは、どんどん削《そ》ぎ落とされます。

人間は良くも悪くも「慣れてしまう」生き物です。だから今置かれている状況が、快適なのか不快なのかがわからなくなることがあります。

そうならないためにも「好きなもの」への感度を磨《みが》きましょう。

この力はすべての人に備わっています。抽出力を磨くには、五感を高めること。両者は常にセットです。

「気分が良くない」
と感じる空間にいなくていい。
「気持ちいい」と思う感覚に従えば、
心はおだやか。

第5章
自然の中の自分を取り戻す

私たち人間も自然の一部

本来、人間は自然の中でゆったりと暮らしていたはずです。

高度なテクノロジーや文明化を否定するわけではありませんが、それでも気がつくと、人間は自然界の一部ではなく「自然を支配する万物《ばんぶつ》の霊長《れいちょう》」という傲慢《ごうまん》な価値観が、当たり前のように浸透しています。


アニミズムという言葉をご存じでしょうか。

すべてのものに神性が宿る（汎神論《はんしんろん》）という感性です。

神道の原点とも言われますが、古代の日本人はこの感覚を持ち、自然界、さらには見えない存在と「共生」してきました。

日本各地に、神話、伝説、伝承などが、数多く残され、代々、それが言い伝えられてきたのは、まさに共生意識の産物ではないでしょうか。

無益な争いはしない。

合議《ごうぎ》（話し合い）で解決する。

存在を否定しない。

これが、古代の日本人が大切にしてきた「共生心」です。

人間も動植物も、すべての生き物は死ぬと土に戻ります。

これが生態系です。微生物を介して分解され、それを植物が栄養分として吸収します。火葬場で焼かれた肉体は水蒸気と炭酸ガスとなって大気中に分散し、やはり植物が吸収します。

肉体レベルでも、私たちが自然界で輪廻《りんね》している事実に気づくこと。

人間は、自然の一部です。

自然とともに生きてきた感覚を
思い出す。

できる範囲で結構ですので、動物、植物にも関心を向けてください。

彼らも私たちと同じく、この星の住民です。大切な仲間です。

動物も植物も、何らかの意味、存在する意義があって生まれています。


子どもの頃、実家で犬を飼っていました。

そういう経験があるからかもしれませんが、動物の殺処分問題をあちらこちらで耳にするたびに、胸が痛みます。

最後まで飼えないなら、飼うべきではありません。

何よりもこの世に生まれ、人間とともにさまざまな経験をしたいと願っている多

童心に返る

くの動物が哀《あわ》れです。

家で動物を飼ったことがなくても、学校で魚や鳥を育てていた、近所の野良猫《のら》をかわいがっていた、そんな思い出はあるのではないでしょうか。そのときの感覚を、思い出してみてください。

動物だけではなく、公園や道ばたの草花や樹木にも関心を持ってください。

「彼らと一緒に、自分はこの世界で今を生きている」

その事実に気づき、一体感を楽しんでください。自分も風景の一部です。

植物は人の言葉や内面までわかると言われますが、彼らと対話してください。

喜びをわかち合ってください。

これで、童心《どうしん》に返れます。

幼い頃の純粋な気持ちこそ、本来の私たちです。

動物、植物に
興味を持っていた、
幼い頃の気持ちを
思い出す。

四季の移り変わりに気づく

季節を意識して生活すると、心とからだのリズムが整います。

春夏秋冬という四季は日本の宝です。時間とともに移り変わる美しい自然は、いつでも私たちの心を楽しませてくれます。

季節の移り変わりをもっと味わうために役立つ、昔から伝わる考え方があります。

「二十四節気《にじゅうしせっき》」です。

一年間を二十四等分し、それぞれに季節名をつけたもの。

太陰太陽暦《たいいんたいようれき》に基づく区切りです。

手帳やカレンダーにも記載されていますが、四季をさらに細かくしたものです。

食べる、装う、そんな生活全般に至るまで、季節に従って生きると、毎日がイキイキすることを感じられるでしょう。

すべての節気を記載します（※具体的な日にちはその年によって変動）。

＊春
立春《りっしゅん》（二月上旬）　雨水《うすい》（二月中旬）　啓蟄《けいちつ》（三月上旬）
春分《しゅんぶん》（三月中旬）　清明《せいめい》（四月上旬）　穀雨《こくう》（四月中旬）

＊夏
立夏《りっか》（五月上旬）　小満《しょうまん》（五月下旬）　芒種《ぼうしゅ》（六月上旬）
夏至《げし》（六月下旬）　小暑《しょうしょ》（七月上旬）　大暑《たいしょ》（七月下旬）

＊秋
立秋《りっしゅう》（八月上旬）　処暑《しょしょ》（八月下旬）　白露《はくろ》（九月上旬）
秋分《しゅうぶん》（九月下旬）　寒露《かんろ》（一〇月上旬）　霜降《そうこう》（一〇月下旬）

＊冬
立冬《りっとう》（一一月上旬）　小雪《しょうせつ》（一一月下旬）　大雪《たいせつ》（一二月上旬）
冬至《とうじ》（一二月下旬）　小寒《しょうかん》（一月上旬）　大寒《だいかん》（一月中旬）

風の匂い、日の長さ、空の色。
少しずつ変わっていくことに
気づく。

鼻をきかせる

匂いも季節によって違います。

季節の匂いは、その人が嗅覚を開いていなければわかりません。

例えば「沈丁花《じんちょうげ》の香りがする」と言っても、そもそも沈丁花という植物がどんな香りを発するのか、いつ頃に咲く花なのかを知らなければ、その話に同意できないでしょう。

同じラベンダーの香りをかいでも感想は微妙に違うでしょう。蠟梅《ろうばい》の香りをかぐことで春の到来を予感する人もいれば、春の到来を水仙《すいせん》の香りで意識する人もいます。

嗅覚による反応は、人によって違うのです。

雨後の匂い。

これも季節ごとに違います。

篠《しの》突く雨（激しい雨）の後、からっと晴れたときに立ち込める緑の匂い、あるいは土から上がってくる匂い。春雨《はるさめ》の後の匂い、驟雨《しゅうう》（にわか雨）の後の匂い、秋《あき》雨《さめ》の後の匂い、天泣《てんきゅう》（狐《きつね》の嫁入り）の後の匂い。皆、違います。

まさに、いとおかし。

嗅覚はまた、生存本能の一つです。

今は消費期限、賞味期限が、食品に記載されますが、ひと昔前はかなり適当でした。だから食材をかぐことで、まだ大丈夫かどうかを確認していました。

料理をかぐのは調理した方に失礼ですが、期限内の食材であっても季節によっては腐敗が進みます。記載された日付を過信せず、嗅覚を磨くことです。

季節の花、
雨が降った後の空気、
自然の香りは気持ちいい。

太陽と月の「おかげさま」

太陽や月のエネルギーを意識する。

意識すると、自分が「守られている」ことに気づきます。もし太陽と月がなかったらと考えるだけで、戸惑いが生まれます。

太陽はお天道さまであり、お天道さまに包まれて地球上の生きとし生けるものは生活できます。

太陽は「光の象徴」です。

光はその強弱によって、照らしているすべての存在（動植物）のエネルギーを変化させることができます。強すぎても、弱すぎても、照らされる存在には厳しくなります。お天道さまが「ほどほどの良い加減」だと、皆、生き生きします。

毎日、空の上にあって当たり前――。

太陽という存在を意識しないでいると、そんな不遜《ふそん》な気持ちが芽生えます。


月は約二九日半周期で満ち欠けをします。

新月、上弦《じょうげん》、満月、下弦《かげん》、という四つの区切りがあり、それぞれの時期で地上の生物に与える「力の質」が変わります。とくに女性は、からだに生じる変化が月の影響を受けることを、生理的に知っているはずです。

もちろん女性だけではありません。月の満ち欠けによって、すべての生物は知らない間にさまざまな影響を受けているはずです。


太陽や月の「おかげさま」で元気に暮らせていることに、気づいてください。

太陽と月、
空からのエネルギーに
感謝する。

パソコンやスマホの「断食」をする

パソコンやスマホなどの便利な機器も、たまにはお休みしましょう。

いわゆる「情報機器の断食《だんじき》」です。

週末は一切見ないというルールもあるし、寝る二時間前にはすべてシャットダウンするとか、やり方はいくらでもあります。


たしかに利便性は高いし、私たちの生活の一部となっていますので、今さら全く使わないとか、すべて捨ててしまうという行動には同意しかねますが、だからといってパソコン、スマホに依存するのは、やはり避けたいもの。

依存は「自分で考えなくなる」という状況を生み出します。

自分で考えなくなる、つまり依存した状況だと、それが自分の利益なのか不利益なのかも、わからなくなります。

依存とは、頭の中に脳という優秀なハードディスクがあるにもかかわらず、脳が全く動かない状態です。動きませんので、脳はどんどん衰えます。

パソコンやスマホをダラダラ見ていると、脳は確実に衰え、見ている情報の真偽や正確度について考えなくなります。

ひたすら、垂れ流される情報に依存するようになります。

視覚への悪影響も言われます。とくにスマホの画面は注意が必要です。

また情報家電に依存する、執着することで、自然を「感じられなく」なります。

パソコンやスマホの画像で自然を見るのも良いですが、できれば本物をその目で見て、感じてください。本物で五感を磨いてください。

機械の中で考えず、
自分の頭で考える。
写真で満足せず、
本物を見に出かける。

「思い立ったが吉日」でふらっと旅に出る

忙しい毎日を送っていると、長期間の旅行に行くのが難しくなります。

そういう場合は、ぜひ「日帰り」で自然を満喫しましょう。

お金も時間もさほどかけず、無理なスケジュールを立てず、思ったときに思った場所に、ふらっと行く。

行動テーマは「思い立ったが吉日《きつじつ》」です。

普段は乗らない鉄道路線に乗ってみる。普段は決して乗らないバス路線に乗ってみる。これくらいなら、少しの勇気で意外と気軽にできるはずです。

その先にあるのは、川、池、湖、海、森、山、そんな自然です。

気になる場所があるのなら、行きたいなと思ったときに、なるべく時間を置かずにパッと行動してみましょう。

救急医療に携わっていた頃は難しかったのですが、最近は私も、東京の自宅からふらっと自転車で箱根を目指したりすることがあります。

自転車で出かけてみると、初めて目に入る景色や、初めて感じるからだの変化に気づきます。

いつも車で移動する人はどうしても車移動を選びがちになりますが、ちょっと車を置き、電車やバスや自転車、あるいは徒歩で動くようにしてはいかがでしょう。

車は便利ですが、依存すると五感が鈍ります。

何よりも車での移動では見えない風景があることに、気づかれることでしょう。

ちなみに出かけた先で写真を撮るなら、スマホや携帯電話ではなく、カメラで撮ってみませんか？　今はコンパクトなカメラが多々あり、値段も手頃です。

スマホで写真が撮れるのはたしかに便利ですが、わざわざカメラで写真を撮るときのほうが、心を込めてシャッターを押すことができるように感じます。

デジカメを持って、ふらっと日帰りの旅へ。

利便性より「感性磨き」を大切にしてください。くせになります。

「時間がなくて行けない」、
言い訳をやめて、
とりあえず飛び出す。

第6章
「今」に意識を取り戻す

とにかく目の前のことに集中する

私たちに最も必要で、重要で、欠かせないこと。

それは、「今を感じ、今を楽しみ、今に意識を取り戻す」こと。

そのためには、集中すること。

これが一番の早道です。


目の前のことに集中するために一番簡単なのは、「好きなこと」をすることです。

最近集中できていないな、と感じる方は、まずは自分の好きなことに夢中になってみてはいかがでしょう。

これは集中力の練習になります。

とは言っても、いつでも好きなことばかりやっているわけにはいかないと思います。とくに好きなことではないことに、集中するためのコツは、「目的を明確に考える」ことです。

私は鉄道や自転車が趣味ですが、時刻表をチェックしているときや自転車をこいでいるときは夢中です。パソコンをいじるのはとくに好きという行為ではありませんが、調べ物には欠かせません。目的があるからこそ、集中できます。

食事も「食べること」に集中しましょう。

適度な会話は食卓に花を添えてくれますが、それも過剰になると食事に集中できません。テレビ、スマホ、それらを食事の場に持ち込むのもいただけません。食べる行為は、からだにとって重労働です。

それだけでもからだは大きなエネルギーを使っているのに、加えて頭を使わせるというのは酷《こく》です。

サンスクリット語の「サマディー」は禅語で「三昧《さんまい》」と訳されます。
雑念のない、一点集中した状態です。
これはまた、フロー状態、ゾーンに入る、などとも言われます。
この状態が理想です。
最高に心地良い「没我《ぼつが》」の状態です。

「好きなこと」に
夢中になって、
「三昧」の感覚を知る。

集中できる「場」をつくる

集中できる空間、つまり「場づくり」も大切です。

書斎にはパソコンを置いていますが、これがなかなかのくせ者です。パソコンが便利なのは認めますが、何かに集中したいときでも、つい、いじってしまいますから、集中力が欠けます。

だから集中したいときは、できるだけパソコンのない部屋に行くことにしています。**こうした「物理的な分離」って、意外と重要です。**

私はスマホは持っていませんが、何かに集中したいときには、やはりできるだけ遠ざけたほうがいいのではと、容易に想像できます。

ではワンルームはどうすればいいのかと突っ込まれそうですが、その部屋しかないのであれば、電源を落とすのがベターでしょう。

個人的な話ですが、原稿を書く、まとめる、そんな作業に際して以前は、書きながらその書いた内容を同時にネットでチェックしていました。専門的な内容なら蔵書で調べますが、そこまでのレベルではないことなら、ネットで調べたほうが早いからです。

でも最近、このやり方をやめました。

どうも作業に集中できないのです。

そこで、調べたりするのはすべて後回しにして、書くときはひたすら書くことに集中したところ、作業速度がアップし、気分もラクになりました。後々、まとめて文章をチェックするので、全体を通して見直せるという安心感もあります。

集中するってこういうことだなと、改めて学びました。

集中できない人は、
気持ちではなく
環境を変える。

電話よりも「自分の時間」を大切に

電話は百害あって一利なし、と述べる著名な起業家がいます。

会社員、専業主婦、自営業、あるいはご隠居《いんきょ》さんであれ、自分にかかってくる電話を一切無視するというのは、ちょっと難しいかもしれません。

しかし、この起業家の主張には、一つの教訓があります。

それは「自分の時間を生きる」ということ。ときに電話という便利な存在が、自分や相手の「時間を奪う」存在へと化けるからです。

電話はとても便利な機器ですが、誰かにかけるのではなく、自分にかかってくる状況を想像してください。それも何かに集中しているときに。

集中力、削がれませんか?

何かに夢中になっている、集中しているのに、かかってきた電話で自分の時間がぶつ切りにされます。いったん途切れた集中力は、元に戻すのが大変です。


緊急の連絡なら間違いなく電話でしょう。

でもそれ以外の電話なら、あえて出ないことで自分のためになることもあります。

自分の時間を守るという考え方も、私たちが「今を意識する」ために重要です。

電話に出ないという態度は無理、でもストレスは溜まる、そんな人へのお勧めは「○時から○時までは一切の電話に出ない」という自分ルールをつくることです。曜日のルール化もありです。月水金は出ないとか、週末は出ないとか。

大事な電話なら、必ずまたかかってきます。だからすぐにわかります。

逆にどうでもいい電話なら、ほぼかかってきません。

自分の時間を生きることで、
「今」に意識が向く。

自分の人生の主役は自分だけ

融通無碍《ゆうずうむげ》という言葉があります。

何かにとらわれることなく、あるがままで自由な状態のことです。

思考、評価、感情——。

この世には、私たちを左右する要素が多々ありますが、それらに左右されることなく、自由自在で、のびのびする。縛られない。これが理想です。

嫌だなあと思うなら、引き受けない。

感情を乱されるようなら、付き合わない。

誰かの勝手な思考や感情に、振り回されない。

人生の主役は自分です。

私の人生の主役は私であり、あなたの人生の主役はあなたです。それ以外のすべての人は、家族だろうと親友だろうと脇役です。

そういう意識で暮らすこと。

この意識が薄れて、家族や友人など周囲の言動に依存するようになると、途端にストレスが増します。からだが不調になります。

本来の自分が消えてしまうからです。

そんなこと常識だよと笑われても、あまり気にしないこと。

公序良俗《こうじょりょうぞく》に反するような行為はダメですが、そうでなければ自分がやりたいように生きること、行動すること。他人の評価に一喜一憂《いっきいちゆう》しない。

融通無碍。あなたを解放する魔法の言葉です。

「融通無碍」に生きる。

過去も未来も、「今」の連続

過去、現在、未来。

この三つを、私たちは「時間の流れに沿った」それぞれのライフステージと位置づけています。時間は過去から未来に流れている、と考えています。

過去も現在も未来も「今」の連続です。

今という、瞬間、瞬間の連続体が、私たちが時間と呼ぶ存在です。

一分六〇秒、一時間六〇分、一日二四時間、一年三六五日、こうした概念は、たしかに人間が創造した共有のルールです。でも、これらはあくまでも「社会との関係性における目安」にすぎません。絶対的な存在ではないのです。

個人としてみれば、時間に縛られる必要などありません。

時間に支配されるのではなく、今この瞬間を生きることこそが、時間をコントロールするということではないでしょうか。

もっと良い未来のために、そう願って必死に働く。懸命に働くことは素晴らしいことですが、そもそも未来が今の連続である事実を考えると、常に私たちは未来の中心にいます。いつか来る未来ではなく、毎分、毎秒が、未来です。

過去をネガティブに考えている人もいるでしょう。自分はもうダメだと自信を喪失している方もいるでしょう。でも、今を楽しめるとしたらどうでしょうか？

今を楽しめるのなら、過去の出来事への「意味づけ」が必ず変わります。

そんなこともあったけれど、今が楽しいからいいやと納得できます。今を楽しむことで、過去も変えることができるのです。

今を楽しむ。

ぼーっとする練習

ぼーっとする。

いつもぼーっとしていると重大な事故などにつながりかねませんが、一日のうちのある時間、自分でそうと決めた時間を、ただぼーっとする。

つまり、何もしない時間を設ける。そこに価値があります。


まず、ぼんやりする。

すべての音が聞こえ、周囲の風景も見えている状態です。この段階で、無理に雑念を払おうとする必要はありません。

ただし、何もしない。

スマホ、パソコン、ゲーム、読書、テレビ、家事、会話、食事、仕事。一切、しない。目はつぶっても半目でも開いていてもいい。何もしない。しないながらも、心に浮かぶすべての雑念を受け入れ、ぼーっとする。

すべてを自然体で受け入れる感覚は「こだわりのない」状態ですが、その状況をしばらく楽しんでいると、ふと、何も考えない「白い瞬間」が訪れます。

これが、無意識です。

すべてを受け入れる、あるがままの自分を受け入れる。

今を認め、今を楽しむ。

この「認めて、楽しむ」という感覚を大事にしましょう。

ぼーっとする練習、ちょっとやってみませんか?

ぼんやりする。
ぼーっとする。
何もしない時間を、
ただ味わう。

「今の自分」が一番素晴らしい

昔と今を比べることも、やめませんか？

比べることには、何の意味もありません。

私はスマートエイジングを提唱しています。人間本来の自然な加齢を楽しむという意味ですが、今の大切さに気づくと後ろを振り返る必要がなくなります。

若いうちは、年を重ねるごとにできることが増えます。経験値は低い、でもできることがどんどん増えていく、それが若さ。これが中高年となると、できないことが増えます。でもそこで落胆せず、むしろ「今できること」に集中すればいい。

中高年世代は、あれもこれもと欲張るステージではありません。からだに無理が利《き》きません。だから「昔は良かった」と後ろを振り返ってしまうのです。

でも、それでは今を楽しめない。

私自身、自転車で走っているときに若い人のこぐ自転車に抜かれても、最近は気になりません。自分に体力があった以前なら、考えられないことでした。でも今、年々衰えていく自分の運動力を受け入れています。これが自然です。


まずは加齢を受け入れること。今の自分を受け入れるのです。

朝起きたら、鏡の前で「おはよう」と声をかけてあげてください。あれもこれもではなく「あれか、これか」と選択すること。いいところを見て欲張らないこと。

加えて重要なのは、他人と比べないことでしょう。

比べないことができれば、ストレスは確実に減ります。自分にも他人にも社会にも、腹を立てず、ただ淡々と現実を見つめることができます。

今日もご飯がおいしければ、それでいいじゃないですか?

他人とも、
「昔の自分」とも
比べない。

「ある」ことのありがたみ

満ち足りているときって、どんなときですか？

何でも結構です、ちょっと頭に浮かべてください。不平不満などなく、これで十分だなと感じているときは、どんなときですか。

そんな感情が生活のすべてに行き渡った状態、それが「知足《ちそく》」です。

禅語の「吾唯《われただ》足るを知る」から生まれた言葉、それが知足です。私たちはすでに満ち足りている、それを忘れているだけ。だから思い出せばいい。自分がすでに何何でも持っている事実を、欲するものはすべてあるという事実を、もう何も欲しがらなくていい事実を。これが知足、つまり「足るを知る」ということです。

お金がたくさんあると便利かもしれませんが、あればあるだけ、さらに欲しくなります。

もっと美しくなりたい、いつまでも若々しくいたい、その気持ちは理解しますが、あるがままの自分と交流してくれる人との絆《きずな》こそ、この世での最上の学びです。


逆に「それがない」状況を、ちょっと想像してみてください。

手っ取り早く、息を吐いたあとそのまま息を止めてください。できるだけ長く、息を止めてください。苦しいですか？　はい、結構です。十分、息を吸ってください。

私たちは大気中の酸素に「助けてもらって」います。酸素がなくなれば死にます。酸素はあって当たり前ではありません。あるだけでありがたいものです。

財布もスマホも、カード類も、一切持たず、出かけてみてください。自分が持っていることのありがたみがわかります。足るを知る、です。

「なくなって初めて気づく」、
そうなる前に感謝する。

長く生きるかではなく、どう生きるか

すこやかなからだは、なるだけ保持したいものですが、長生き、長寿を目指すという方向性には、私なりの疑問があります。

長生きができるとすれば、どんな状態でもいいのか？

そう質問されると、どう感じますか？


「ほどほどにすこやか、ほどほどに忙しい」

これが、今を楽しめる条件です。少なくとも私はそう感じます。

そこには、どれくらいの年月を生きているかとか、どれほどの長寿だったかとか、そんな時間的な尺度は存在しません。

長寿を目指してもしかたがありません。**そもそも年齢は単なる結果です。**人間の価値は、生きた長さではなく「どう生きたか」にある――。そしてどうなるかわからない未来ではなく、今を意識することです。

長生き、長寿という考え方は、ある意味では「意識の壁」かもしれません。そうならなくてはいけない、そこを達成できれば立派な、すごい人。そんな間違った価値観が、多くの人の頭にすり込まれています。

救急医療に長く携わりましたので、人間がいかに脆《もろ》いかをよく存じています。交通事故や脳出血、心筋梗塞などで倒れた人が救急という部署には毎日のように運ばれてきます。

皆さん、少し前まで普通に生活していた方々ですが、数秒後に尋常《じんじょう》でなくなり、数十分後、数時間後にはストレッチャーに乗せられ、ＩＣＵ（集中治療室）に運ばれます。救急センターのスタッフは全力を尽くしますが、そのまま他界される方も大勢います。

さっきまであんなに元気だったのに、なぜだと狼狽《ろうばい》し、泣き崩れる家族や友人をたくさん見てきました。

私たちはいつ死ぬかわかりません。元気一杯の人でも、翌日、急に亡くなったりします。だからこそ、命の長さではなく、今を楽しむ、命があることをありがたく感じる、今の自分のからだを大切にする。

人生の残り時間など気にせず、自由自在に生きませんか？

「長生き」はただの結果。
いつ死ぬかは
誰にもわからないのだから、
今を生きる。

頑張りすぎる人の
毎日をラクにするチェックリスト

▶心をゆるめる

□ 頑張りすぎる
　→　「いいかげん」になる

□ 休む暇がない
　→　いつでもリラックスを目指す

□ 誰かのことを気にする
　→　自分の人生を大切にする

▶日々の小さなことを大切に

□ からだの変化に敏感になる

□ 歩くこと、食べること、ひとつひとつに集中する

□ 長く、ゆっくり呼吸する

▶たまには気晴らしを

□ 空を見上げる

□ 季節の変化を味わう

□ ふらっと近場で旅に出る

【著者紹介】
矢作直樹（やはぎ・なおき）
1956年、神奈川県生まれ。81年、金沢大学医学部卒業。その後、麻酔科を皮切りに救急・集中治療、内科、手術部などを経験。99年、東京大学大学院新領域創成科学研究科環境学専攻および工学部精密機械工学科教授。2001年、東京大学大学院医学系研究科救急医学分野教授および医学部附属病院救急部・集中治療部部長となり、15年にわたり東大病院の総合救急診療体制の確立に尽力する。16年３月に任期満了退官。
著書に、『人は死なない』（バジリコ）、『天皇』（扶桑社）、『おかげさまで生きる』（幻冬舎）、『悩まない』（ダイヤモンド社）、『身軽に生きる』（海竜社）、『天皇の国　譲位に想う』（青林堂）などがある。

自分を休ませる練習

しなやかに生きるためのマインドフルネス

2017年10月24日　第１刷発行
2019年８月15日　第19刷発行

著　　者　矢作直樹
装　　幀　長坂勇司（nagasaka design）
写　　真　鷹野晃
構　　成　せちひろし事務所
本文組版　株式会社キャップス
編　　集　野本有莉
発 行 者　山本周嗣
発 行 所　株式会社文響社
〒105-0001　東京都港区虎ノ門２丁目２-５
共同通信会館９Ｆ
ホームページ　http://bunkyosha.com
お問い合わせ　info@bunkyosha.com
印　　刷　日本ハイコム株式会社
製　　本　大口製本印刷株式会社

ISBN 978-4-86651-036-1

この本に関するご意見・ご感想をお寄せいただく場合は、郵送またはメール・(info@bunkyosha.com) にてお送りください。